DE LA RETENTION

CAILLOTS DANS L'UTÉRUS

APRÈS L'ACCOUCHEMENT

DE LA RÉTENTION

DES

CAILLOTS DANS L'UTÉRUS

APRÈS L'ACCOUCHEMENT

ET DE L'HÉMORRHAGIE SECONDAIRE

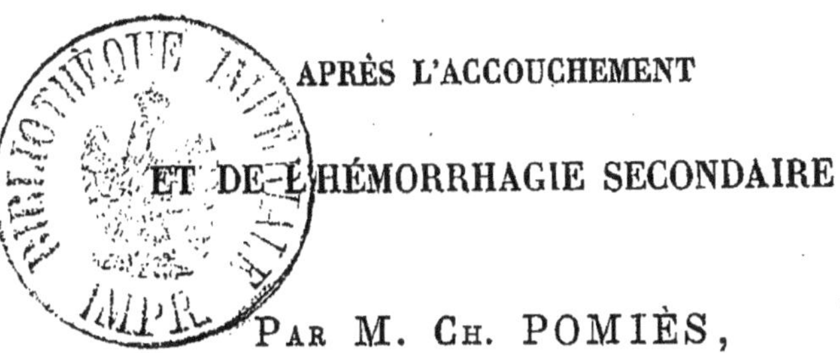

Par M. Ch. POMIÈS,

Médecin de l'Hôtel-Dieu de Lyon.

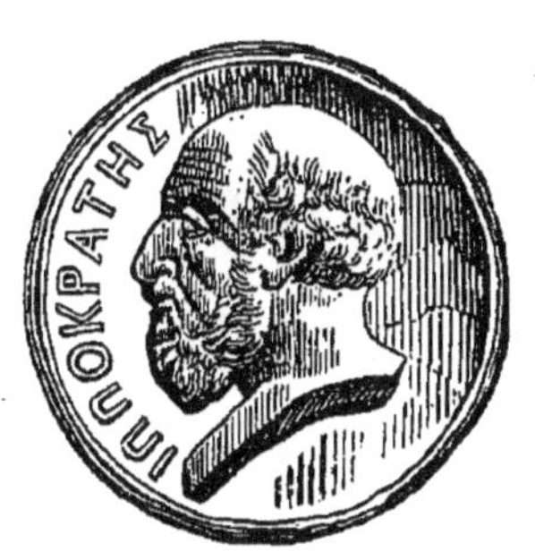

LYON.

IMPRIMERIE D'AIMÉ VINGTRINIER

Quai Saint-Antoine, 35

—

1861.

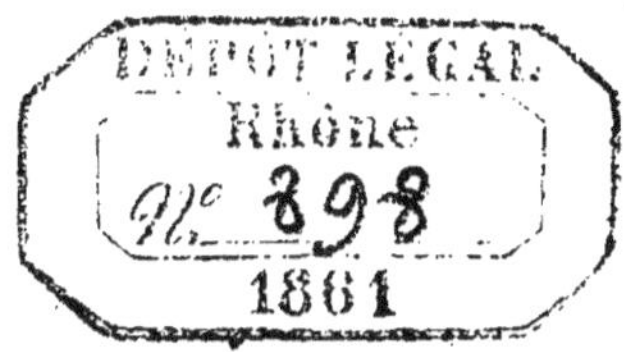

RÉTENTION DES CAILLOTS DANS L'UTÉRUS

APRÈS L'ACCOUCHEMENT

ET DE L'HÉMORRHAGIE SECONDAIRE.

Ayant eu plusieurs fois, dans le cours de ces dernières années, l'occasion d'observer des cas de métrorrhagie survenue pendant l'état puerpéral, quelques jours après la délivrance, j'ai pensé qu'il ne serait pas sans utilité de faire connaître ces faits et d'appeler ainsi l'attention sur des accidents dont l'étude n'a pas reçu, dans les ouvrages classiques, des développements proportionnés à leur importance. Parmi les traités d'obstétrique que j'ai pu consulter, il n'en est qu'un, celui de M. Cazeaux qui, sous le titre d'hémorrhagie secondaire, contient un chapitre sur le sujet qui va nous occuper.

Ce n'est pas que les autres auteurs l'aient passé totalement sous silence ; mais c'est seulement à l'occasion de l'hémorrhagie par inertie utérine qui suit la délivrance, qu'ils signalent la possibilité d'une hémorrhagie secondaire consécutive à la rétention dans l'utérus d'une partie du placenta ou des membranes, ou bien d'un caillot sanguin. C'est à cette dernière catégorie, c'est-à-dire à la rétention du sang coagulé dans l'utérus que se rapportent, à l'exception d'un seul, tous les faits que je vais raconter. Le lieu de l'arrêt ou de l'implantation des caillots n'était pas le même dans tous les cas, leur aspect extérieur, leur couleur, leur volume, leur consistance ont présenté des différences; les symptômes qu'ils ont provoqués n'ont pas offert toujours le même caractère ni la même gravité; mais l'extraction de ces caillots à l'aide de la main, a fait cesser constamment les accidents et a été d'une innocuité complète. Ces faits m'ont donné la conviction que l'on ne doit pas différer l'exploration intérieure de l'utérus, dès que les lochies offrent, par la quantité exagérée de l'écoulement sanguin, ou par l'altération putride de ce liquide, des conditions anormales que l'on ne peut pas rattacher rigoureusement à une lésion siégeant en dehors de la cavité utérine.

Mon opinion sera partagée, je l'espère, par ceux qui voudront lire les observations suivantes :

Observation I.

Avortement à quatre mois de grossesse ; persistance de la perte de sang pendant les douze jours suivants ; cessation de la perte et rétablissement prompt après l'extraction d'un caillot fibrineux occupant la cavité du col et engagé dans l'orifice interne.

Une femme de 19 ans, bien constituée, est admise à l'Hôtel-Dieu de Lyon, dans la salle des femmes en couches, le 15 septembre 1860, 12 jours après un avortement survenu au quatrième mois d'une première grossesse. La perte de sang, qui avait été abondante au moment de la fausse couche, avait persisté depuis lors sans beaucoup d'intensité, mais d'une manière continue. La malade était fort inquiète et se sentait affaiblie.

Le lendemain de l'admission, la sœur hospitalière qui dirige le service des accouchements me dit avoir trouvé dans la cavité du col un corps irrégulièrement ovoïde, du volume d'une grosse amande et d'une consistance semblable à celle du placenta. La pression du doigt n'avait pas suffi pour le détacher. Je constatai moi-même la présence de ce corps étranger et, ayant fait transporter la malade dans la salle Saint-Roch, je procédai à l'extraction. L'étroitesse du vagin rendit un peu difficile l'introduction des quatre derniers doigts de la main droite. Je les fis pénétrer, cependant, l'un après l'autre sans faire souffrir notablement la malade, et, repliant les trois derniers dans le vagin, tandis que la racine du pouce était appuyée contre l'arcade pubienne, je détachai avec l'index le corps étranger dont le pédicule était engagé dans l'orifice interne. J'avais facilité cette manœuvre en déprimant avec la main gauche les parois abdominales au-dessus du pubis et en abaissant ainsi l'utérus. Le corps de cet organe ayant un volume normal et l'orifice interne étant très-resserré, il me parut inutile de chercher à pénétrer dans la cavité de la matrice. Ce que j'avais extrait était un caillot fibrineux presque entièrement décoloré et d'une cohésion assez forte. Toute perte de sang cessa après l'extraction. La malade, qui était d'un tempérament sanguin et qui n'avait pas éprouvé d'ailleurs des malaises sérieux, se rétablit promptement sous l'influence de l'usage du sirop de quina et d'une alimentation progressive. Elle sortit guérie, le 25 septembre, dix jours après son entrée.

J'ai conservé le souvenir de deux cas à peu près semblables, en ce sens qu'il s'agissait de femmes ayant eu des avortements et continuant à perdre du sang, dix et quinze jours après la fausse couche. Chez l'une d'elles, l'ergot de seigle avait été employé infructueusement pendant six jours, à la dose d'un gramme par jour : chez toutes deux, les préparations de quina, l'eau de Rabel, le ratanhia avaient été également inefficaces. L'extraction des concrétions fibrineuses qui étaient engagées dans le col utérin mit fin à l'écoulement sanguin.

Si des faits nombreux n'en fournissaient la preuve, on aurait de la peine à croire qu'une concrétion fibrineuse d'un petit volume et sans adhérences vasculaires pût entretenir par sa présence dans la cavité du col un *molimen hemorrhagicum* assez actif pour occasionner une perte de sang abondante et continue. Cette intolérance de l'utérus pour les corps étrangers qui sont engagés dans l'orifice interne est rendue évidente encore par les pertes de sang que provoquent les polypes et par les hémorrhagies considérables qui surviennent dans quelques cas d'avortement, alors que le placenta, complètement détaché, est arrêté dans la cavité du col.

Lorsque l'utérus, peu développé et complètement rétracté, offre une surface exhalante peu étendue, lorsque le caillot occupe la cavité du col et adhère à l'orifice interne sans y être engagé profondément, l'hémorrhagie est moins abondante et les symptômes sont moins graves que dans les cas où l'utérus, distendu quelques jours auparavant par une grossesse parvenue aux derniers mois, est encore volumineux, et où le corps étranger est fixé à une certaine hauteur au-dessus de l'orifice interne dont il écarte les parois.

Ces dernières conditions se trouvaient réunies dans l'observation suivante et donnèrent lieu à une hémorrhagie dont l'abondance compromit sérieusement la vie de la malade.

OBSERVATION II.

Fausse couche à six mois et demi de grossesse ; lochies sanguinolentes et pertes de petits caillots pendant les onze jours suivants ; hémorrhagie très-abondante le douzième jour ; extirpation d'un polype fibrineux à l'aide de la main ; cessation immédiate de la perte de sang ; convalescence longue ; rétablissement complet de la santé après deux mois de traitement.

Une dame de 23 ans , d'un tempérament sanguin lymphatique, bien constituée et d'une bonne santé habituelle, eut un avortement à six mois et demi de grossesse , le 12 octobre 1859. Cette dame était mère d'un enfant de deux ans et demi qu'elle avait allaité elle-même. Voici les détails que je recueillis sur la fausse couche et sur ce qui se passa les jours suivants. L'accouchement fut très-prompt : pendant la demi-heure qui précéda la sortie du fœtus, il y eut une perte de sang qui se reproduisit après la délivrance avec assez d'intensité pour que l'on jugeât utile de prescrire une potion avec l'ergotine. Pendant les huit jours qui suivirent, les choses parurent aller régulièrement ; la malade prenait des aliments et, au bout d'une semaine, elle descendait de son lit et y remontait sans aucun aide. Seulement, la perte de sang n'était pas tarie et de petits caillots tombaient du vagin au moment de l'émission des urines. Pendant la journée du 22 octobre, onzième jour après la couche, une sensation de mal de cœur, attribuée à une mauvaise digestion, fut le premier malaise notable que ressentit la malade. A part un peu de douleur de reins, elle n'éprouvait d'ailleurs aucune souffrance. Le lendemain matin, en s'éveillant, la malade trouva les garnitures de son lit tout imprégnées de sang. L'hémorrhagie, qui avait commencé pendant la nuit, continuait avec abondance. Il y avait de la céphalalgie, des défaillances, une grande faiblesse. Le besoin de secours était urgent : comme on était à une lieue de la ville, on fit venir la sage-femme du voisinage. Celle-ci, pensant avoir affaire à une hémorrhagie par inertie utérine, donna l'ergot de seigle, fit faire des applications froides sur le ventre et sur les cuisses, et recommanda de maintenir les croisées ouvertes pour raffraîchir la température de la chambre. Durant toute la journée, la malade demeure étendue horizontalement sur le dos sans faire le moindre mouvement, autant à cause de l'imminence de la syncope que dans la crainte de provoquer l'écoulement du sang. Pendant ce temps, elle prit, suivant l'avis de son médecin, quelques cuillerées de sirop d'ergotine et 30 gr. de sirop de perchlorure de fer.

Appelé dans la soirée, je la trouvai étendue et immobile dans son lit, dont les garnitures, baignées de sang, exhalaient déjà une odeur fétide. La face était pâle, les muqueuses étaient décolorées ; le pouls petit et irrégulier battait de 120 à 130 pulsations par minute ; la malade, très-affaiblie, n'éprouvait d'autre douleur qu'un peu de céphalalgie. Les garnitures du lit ayant été changées, je reconnus, après une heure d'attente, que la perte de sang continuait, bien que j'eusse administré 1 gr. 5 décig. de poudre d'ergot de seigle. Les bâillements, les maux de cœur devenaient plus fréquents, le pouls s'affaiblissait ; je pris le parti d'examiner par le toucher vaginal quel était l'état de l'utérus ; j'avais déjà constaté que cet organe n'était pas distendu par le sang, car on le sentait à peine au-dessus du pubis en déprimant les parois abdominales.

Le vagin était rempli de caillots noirâtres accumulés sans doute depuis la matinée ; j'en enlevai 500 grammes environ, et parvins ainsi sur le col de l'utérus que je trouvai volumineux et entr'ouvert. Dans l'orifice, je sentis un corps arrondi, à surface lisse, d'une con-sistance ferme et élastique, et dont le volume était celui d'une petite noix. D'après le récit qui m'avait été fait, je ne pouvais pas admettre que ce fût un fragment de placenta ; la délivrance avait eu lieu spon-tanément et l'arrière-faix avait été trouvé intact. Je crus que c'était une concrétion fibrineuse peu adhérente, reste d'un caillot demeuré dans l'utérus après la fausse couche. J'espérais que la pression de l'index suffirait pour le détacher. Il n'en fut rien, et je me vis forcé d'introduire quatre doigts de la main droite pour saisir entre l'indi-cateur et le médius cette sorte de polype. Je parvins à en faire l'ex-traction en le disséquant en partie avec l'extrémité de l'indicateur, et en lui imprimant un mouvement de torsion. La surface d'implan-tation était trop large et trop inégale, la difficulté de l'extraction avait été trop grande, pour que je pusse me flatter d'avoir tout en-levé du premier coup. J'introduisis de nouveau la main et, à deux reprises, je détachai de la paroi interne de l'utérus un fragment de deux à trois centimètres de long sur un demi-centimètre d'épaisseur et un centimètre de largeur : ces deux fragments constituaient le pédi-cule de la petite tumeur que j'avais arrachée en premier lieu ; ils formaient à l'intérieur de l'utérus une sorte de demi-colonne im-plantée par sa face plane sur le tissu utérin. L'extraction de ces frag-ments fut plus difficile que celle de la tumeur ; il fallut les dissé-quer avec l'extrémité de l'indicateur de la main droite, tandis que avec la main gauche je pressais sur l'hypogastre pour abaisser et immobiliser l'utérus. (Au début de la manœuvre, j'avais vidé la vessie par le cathétérisme, afin de pouvoir apprécier le volume de la matrice). Introduisant la main une quatrième fois, je reconnus que le col de l'utérus et la partie inférieure de la cavité du corps de cet organe étaient complètement débarrassés. Faisant pénétrer plus profondément l'indicateur de la main droite dans l'utérus, dont j'explorai ainsi toute la cavité , je constatai, sur le côté droit, près de l'angle supérieur, l'existence de deux petites saillies demi-sphériques que je ne pus détacher. D'après la rugosité de la surface, je jugeai que c'était dans le champ de l'insertion placentaire que se trouvaient ces deux petites tumeurs. C'était aussi du même côté et au-dessous de ce point, qu'était implanté la concrétion polypeuse dont j'avais fait l'extraction.

Il est facile de comprendre que ces manœuvres avaient été pour la malade une épreuve pénible. L'affaiblissement excessif dans lequel elle était, augmentait ses angoisses et me faisait redouter pour elle un évanouissement complet. Je n'étais pas non plus sans inquiétude sur les suites du traumatisme auquel j'avais dû soumettre la face interne de l'utérus. Tout alla bien cependant. L'écoulement de sang cessa immédiatement après l'opération ; une heure après, la malade prit quelques cuillerées de bouillon froid et, vers la fin de la nuit, elle s'endormit.

Le lendemain matin, 24 octobre, le pouls s'était relevé ; il battait encore 120 pulsations avec quelques intermittences. L'état général était d'ailleurs aussi bon que possible ; le bas-ventre n'était le siége d'aucune douleur ; le col de l'utérus était un peu refermé ; l'écoulement, très-peu abondant, était formé par du muco-pus à peine coloré par le sang. La faiblesse de la malade ne lui permettant pas encore de se mettre sur son séant , la vessie fut de nouveau vidée par le cathétérisme. Le soir du même jour, la malade put se soulever et uriner spontanément. Pendant les deux premiers jours, je prescrivis l'usage d'une décoction légère de quinquina édulcorée avec le sirop des quatre fruits et deux cuillerées de sirop de citrate de fer. La malade prenait , en outre , quelques cuillerées de vin de Bordeaux étendu d'eau, du bouillon de poulet et des potages légers. Le troisième jour, la chaleur de la peau, la fréquence du pouls et la céphalalgie me firent suspendre l'emploi du quina et du fer et prescrire une potion avec l'alcoolature d'aconit. Après trois jours, les symptômes de réaction fébrile ayant cessé, nous revînmes au quinquina et au sirop de citrate de fer. La pâleur de la peau et des muqueuses, la persistance du bruit de souffle sur le trajet des carotides indiquaient pleinement l'opportunité des toniques et des ferrugineux.

L'alimentation avait été augmentée progressivement : à partir du sixième jour, la malade commençait à manger de la viande de poulet et, quatre jours après, son régime avait toute l'abondance et toute la variété compatibles avec les soins d'une convalescence franche.

La liberté du ventre était maintenue par l'usage de lavements émollients ou légèrement laxatifs. La perte utérine était séro-muqueuse, sans trace de sang et sans odeur ; elle cessa à peu près complètement au douzième jour.

Les seins, qui avaient été le siége d'une fluxion laiteuse très-prononcée dans les jours qui suivirent la fausse couche, se gonflèrent de nouveau à mesure que les forces se rétablirent. L'écoulement du lait et la cessation spontanée du mouvement fluxionnaire firent diminuer graduellement ce gonflement.

La malade commença à se lever le quatorzième jour (5 novembre). Le bruit de souffle carotidien persistait encore ; toute chaleur fébrile avait cessé ; le pouls battait 110 pulsations par minutes.

Le retour de couches eut lieu le 7 décembre, 55 jours après l'accouchement et 43 jours après l'hémorrhagie ; il ne donna lieu à aucun malaise ; le sang était pâle et en petite quantité ; l'écoulement dura quatre jours.

Le 12 décembre, l'examen de l'utérus par le toucher faisait constater que le col était souple et d'un volume normal ; l'orifice externe permettait encore l'introduction de l'extrémité du doigt ; le corps de l'organe était mobile et ne paraisssait pas augmenté de volume.

La santé générale était bonne ; la faiblesse musculaire était encore très-prononcée néanmoins : une marche un peu prolongée donnait lieu bientôt à des battements de cœur. On entendait encore, du côté droit, dans la région carotidienne, un bruit de souffle doux ; le pouls était de 100 à 110 pulsations.

Cette dame, que j'ai eu l'occasion de revoir plusieurs fois, s'est bien rétablie ; elle est sujette, cependant, à des douleurs rhumatoïdes, à la production desquelles l'application prolongée du froid pendant la journée de l'hémorrhagie n'est probablement pas étrangère.

Ce fait n'est pas intéressant seulement sous le rapport symptomatologique et thérapeutique, il offre encore une question d'anatomie pathologique dont la solution n'est pas sans difficulté. Le corps étranger que j'ai extrait et qui adhérait si fortement à la paroi utérine, était-il un caillot fibrineux, ou bien était-ce un polype fibro-muqueux dont le développement était antérieur à la fausse couche ? Cette dernière opinion était celle qui me parut la plus probable d'abord. La fausse couche n'ayant pas eu de cause occasionnelle appréciable, je pensais que le polype, en se développant, avait pu provoquer l'avortement. Le mémoire de Levret (1) me fournissait un exemple d'un accouchement avant terme provoqué par cette cause. L'aspect lisse de la surface de la tumeur, la texture fibreuse de l'intérieur, constatée à l'aide du microscope, semblaient donner raison à cette opinion. Je n'avais jamais eu, et je

(1) *Mémoires de l'Académie de chirurgie*, t. III, p. 547.

n'ai pas eu depuis lors l'occasion de voir une concrétion fibrineuse aussi ferme, aussi peu colorée par le sang, aussi semblable à un corps complètement organisé.

Des doutes ne tardèrent pas, cependant, à trouver place dans mon esprit. Me rappelant que la concrétion fibrineuse avait son implantation sur une surface rugueuse, s'étendant en bas jusqu'au voisinage de l'orifice interne, j'en conclus que le placenta avait été inséré en partie sur le segment inférieur de l'utérus et que c'était son décollement qui avait provoqué l'avortement. En outre, je cherchai vainement, à l'aide de la loupe et du microscope, des vaisseaux sanguins dans la trame fibreuse de la tumeur. Je remarquai que son adhérence à la face interne de l'utérus ne se faisait pas par un véritable pédicule, mais par une surface très-allongée ; cette adhérence, quoique solide, avait pu céder à l'action de l'ongle du doigt indicateur, il n'était pas impossible qu'un caillot sanguin, implanté sur la surface placentaire de l'utérus et placé dans les conditions favorables à une transformation cellulo-fibreuse, eût pris, dans l'espace de onze jours, le degré d'organisation remarqué dans la tumeur.

J'arrivai ainsi à penser qu'il s'agissait d'une de ces productions que M. Scanzoni (1) décrit, d'après Kiwish, sous le nom de polypes fibrineux ou sanguins. Pour Kiwish, ces polypes, formés par le sang menstruel retenu dans l'utérus, coïncideraient avec une aménorrhée de six à

(1) Scanzoni, *Traité des maladies des organes sexuels de la femme,* traduction française, p. 228.

douze semaines. Pour M. Scanzoni, la suspension de l'écoulement menstruel serait le résultat d'une imprégnation fécondante, et le polype ne se produirait qu'à l'occasion d'un avortement. Ce qui confirme cette opinion, c'est que ces concrétions polypeuses n'ont été rencontrées que chez des femmes ayant eu des rapports sexuels.

Quoi qu'il en soit de la possibilité de la formation de semblables productions en dehors de l'état puerpéral, le fait qui nous occupe rentre dans la catégorie de ceux observés par MM. Scanzoni et Virchow. Ce sont les mêmes conditions de développement, les mêmes apparences extérieures, la même texture. La forme en battant de cloche qu'affectent ces productions s'explique de la manière suivante : le caillot, contenu d'abord dans l'intérieur de l'utérus, descend en partie dans la cavité du col, au moment où l'orifice interne n'est pas encore resserré ; plus tard, les contractions utérines, s'exerçant sur la portion intérieure, condensent et amoindrissent celle-ci, tandis que la portion contenue dans la cavité plus dilatable du col, conserve un volume plus grand et prend une forme ovoïde. L'implantation du caillot se fait sur le lieu de l'insertion placentaire, siége principal de l'exsudation sanguine, parce que cette surface rugueuse et inégale permet aux filaments fibrineux de se condenser et d'adhérer dans ses anfractuosités.

Le souvenir du fait que je viens de rapporter me tenait en éveil vis-à-vis des cas analogues. L'année suivante, j'eus l'occasion d'observer un autre fait qui me parut, de prime abord, devoir être placé à côté du précédent, mais qui, bien différent en réalité, me prouva par ses suites qu'un polype de petite dimension, inséré sur la face interne du museau de tanche, n'est pas une cause d'hémorrhagie dans l'état puerpéral. Voici en quelques mots cette observation.

OBSERVATION III.

Hémorrhagie d'intensité moyenne survenant le septième jour après l'accouchement, et continuant à un faible degré pendant quatre semaines ; fièvre rémittente ; symptômes d'entéro-colite ; polype implanté dans la cavité du col sans influence sur la production de la perte de sang.

Jeanne Moharen, âgé de 27 ans, primipare, d'une bonne constitution, vient accoucher à l'Hôtel-Dieu de Lyon, le 15 octobre 1860. L'accouchement est naturel et, pendant les premiers jours, les suites sont normales. Le septième jour, la sœur hospitalière, chargée de la direction du service, me dit que la malade s'étant levée, a eu une perte de sang abondante, qu'elle a été examinée par le toucher et que l'on a reconnu l'existence d'une petite grosseur globuleuse dans l'orifice externe. Examinant à mon tour, je trouvai le col entr'ouvert et sentis entre ses lèvres une petite tumeur dure arrondie, du volume d'un gros pois, insérée par un court pédicule à l'intérieur du col du côté droit, à 8 millimètres environ au-dessus de l'orifice externe.

La perte était peu abondante, séro-sanguinolente ; l'orifice interne était fermé, l'utérus était peu volumineux et bien rétracté ; la malade avait eu un accès fébrile intense et avait encore la peau chaude, le pouls était accéléré (110 à 116 pulsations par minutes). Rien ne rendait urgente l'extirpation du polype, et bien des raisons commandaient de laisser la malade en repos. Je prescrivis 15 gouttes de la solution normale de perchlorure de fer dans 250 gr. d'eau et une potion avec le sirop de quinquina. Cette prescription fut continuée deux jours seulement.

La perte de sang, que je ne vis jamais abondante, persista durant quatre semaines avec des alternatives d'accroissement et de diminution. La malade était atteinte en même temps d'une fièvre rémittente à accès irréguliers, sans autres symptômes locaux qu'un peu de douleur dans le bas-ventre et une diarrhée intermittente. Le pouls variait entre 92 et 120 pulsations par minutes. L'appétit étant conservé, la malade prenait plus d'aliments qu'on ne lui en permettait. Je ne doute pas que ces écarts de régime n'aient contribué à entretenir la diarrhée et le mouvement fébrile.

A l'exception des deux premiers jours, durant lesquels la crainte du retour de l'hémorrhagie m'avait fait employer le perchlorure de fer et le quinquina, je me bornai à prescrire des embrocations calmantes sur l'abdomen, l'usage de la tisane de grande consoude et de bouillon blanc ; puis, suivant la prédominance de la diarrhée ou des douleurs hypogastriques, quelques gouttes de laudanum ou quelques centigrammes d'extrait de jusquiame. Le sulfate de quinine, auquel j'avais eu recours après le troisième accès (le 5 novembre), dut être abandonné après deux jours, à raison des malaises des organes digestifs.

La malade quitta l'Hôtel-Dieu le 12 novembre, incomplètement guérie. Rentrée chez elle, elle fut obligée de se remettre au lit et d'y rester jusqu'au commencement de décembre, à cause de la persistance des douleurs du ventre, de la diarrhée et de la fièvre. J'allai la voir trois ou quatre fois pendant ce temps, et je ne constatai, jusqu'à la fin de novembre, qu'une amélioration bien lente, ce qui me faisait craindre pour cette pauvre femme une maladie de plusieurs semaines encore. Je proposai le retour à l'Hôtel-Dieu ;

mais, à ma dernière visite, le 8 décembre, je trouvai ma malade sur pied ; elle se levait, disait-elle, depuis quatre jours, et ne ressentait plus que de la faiblesse. Elle attribuait la guérison de ses douleurs de ventre à ce qu'elle avait pris, pendant trois jours, le matin à jeun, une grande cuillerée d'huile d'olives dans une tasse d'infusion de fleurs de mauves. Je dois ajouter que je n'étais pas l'auteur de cette prescription et que , parmi celles que j'avais faites, on avait négligé l'application de deux vésicatoires volants sur le bas-ventre.

Désireux de savoir ce que devenait le polype, j'avais pratiqué plusieurs fois le toucher, et j'avais remarqué que la tumeur était de moins en moins saillante à l'extérieur à mesure que l'orifice externe se refermait. Au commencement de décembre , elle était appliquée sur cet orifice et ne paraissait pas avoir augmenté de volume. La malade, qui n'en éprouvait aucune gêne, n'accepta pas ma proposition d'en faire l'extirpation. La perte de sang avait entièrement cessé depuis le 15 novembre.

L'hémorrhagie , qui avait persisté pendant un mois , n'était pas causée par la présence du polype dans la cavité du col ; elle ne dépendait pas de l'inertie de l'utérus , car cet organe était peu volumineux et bien rétracté ; elle n'était pas occasionnée non plus par la rétention du sang coagulé dans la matrice, car les lochies n'eurent jamais la fétidité que l'on remarque dans quelques-uns de ces cas , et aucun caillot ne fut expulsé. La perte de sang était entretenue par un état fluxionnaire auquel se rattachaient également les douleurs abdominales et la diarrhée. C'était un de ces cas où il ne faut pas insister sur l'emploi des toniques et des astringents,

et dans lesquels le repos, les calmants, les antiphlogis-
tiques même sont les meilleurs hémostatiques.

Dans les trois faits suivants, les caillots occupaient
l'intérieur de l'utérus imparfaitement rétracté et conser-
vant une certaine mollesse de tissu ; leur présence avait
donné lieu à des hémorrhagies contre lesquelles les astringents et les hémostatiques habituels avaient été impuis-
sants.

OBSERVATION IV.

*Variole confluente développée au moment des couches ; lochies san-
guinolentes, métrorrhagie le sixième jour après l'accouchement ;
extraction d'un caillot fixé au fond de l'utérus ; cessation complète
de l'écoulement sanguin ; mort le treizième jour pendant la fièvre
de suppuration de la variole.*

Jeanne Barboyon, âgée de 18 ans, d'une constitution peu forte,
arrivée au terme de sa première grossesse, entre à l'Hôtel-Dieu de
Lyon, le 6 mai 1861. La face est rouge, la peau sèche, le pouls à
110 pulsations. La malade a pris le jour même un bain d'eau tiède ;
elle était souffrante depuis l'avant-veille sans douleurs de reins. Elle
accouche le 7 mai dans la matinée et, quelques heures après, on
aperçoit sur le fond rouge de la peau de petits boutons qui, le lendemain, ne laissent plus de doutes sur le développement d'une variole. L'éruption paraît devoir être très-confluente à la face et
semi-confluente sur le reste du corps. La malade est transportée
dans la salle Saint-Roch pendant la journée du 8. Depuis ce moment, jusqu'à la matinée du 13, l'évolution de la variole se fait
d'une manière régulière (on n'avait pas trouvé de traces de vaccine).

Le ventre n'est ni ballonné ni douloureux ; mais les lochies sont très-abondantes et sanguinolentes.

Je pratiquai le toucher, le 10 mars ; le col était mou ; il n'y avait aucun caillot ni dans sa cavité ni dans l'orifice interne ; le corps de l'utérus était peu volumineux ; mais imparfaitement rétracté. Craignant de faire souffrir la malade chez qui la vulve était gonflée et douloureuse par suite de l'accouchement et surtout par le fait du développement des pustules varioliques, je ne tentai pas de pénétrer dans la cavité utérine. Je pensais aussi que l'hémorrhagie, peu considérable d'ailleurs, était causée par le défaut de rétraction de l'utérus et par l'influence de la variole sur l'état du sang. D'après ces vues, je prescrivis le sirop de quina et le sirop d'ergotine et, pendant deux jours, la poudre d'ergot de seigle à la dose de 75 centigrammes. Le pouls, d'une force moyenne, était de 110 à 120 ; la langue était nette ; les seins ne s'étaient pas gonflés.

Le 13 mars, à la visite du matin, la perte était à peine colorée par le sang : je crus que les choses allaient rentrer dans l'ordre. — Comme il n'y avait pas eu de selles depuis six jours, et que des matières dures remplissaient la fin du gros intestin, on fait prendre un lavement huileux qui provoque une évacuation abondante. Quelques instants après, une hémorrhagie des plus intenses se déclare ; la malade éprouve, à chaque instant, des syncopes. On administre, sur la prescription du chirurgien de garde, trois doses de 25 centigrammes d'ergot de seigle et 1 gr. 5 décig. d'ergotine. Quand je vois la malade, à deux heures et demie, ses traits sont profondément altérés ; elle est pâle, très-affaiblie ; la perte qui continue est formée par du sang presque entièrement décoloré. Les doutes que j'avais eus dès le commencement, relativement à la présence du sang coagulé dans la matrice, se présentèrent alors à moi avec plus de force et, malgré la faiblesse de la malade, malgré le gonflement de la vulve, je n'hésitai plus à introduire la main pour explorer l'intérieur de l'utérus. Pour pénétrer jusqu'au fond de cet organe, la main tout entière dut être introduite dans le vagin. Je détachai avec l'extrémité de l'indicateur un caillot fibrineux du volume d'une grosse noix, implanté à la partie supérieure de la cavité utérine. Le caillot, formé en partie par de la fibrine et en partie par un coagulum noirâtre, exhalait une odeur indiquant un commencement d'altération putride.

L'introduction du doigt indicateur à travers l'orifice interne n'avait pas présenté de difficulté ; l'utérus était peu résistant ; son volume n'excédait guère les conditions normales.

Voici quelle fut la prescription : 20 gouttes de la solution officinale de perchlorure de fer dans 250 grammes d'eau sucrée ; 4 grammes de quinquina pour un demi-litre de décoction, à boire par petites tasses, toutes les quatre heures ; vin d'Espagne, une cuillerée à café toutes les deux heures ; bouillon de bœuf. Dans la soirée, il y eut encore des syncopes ; le pouls, très-faible, était à 130 pulsations par minutes.

14 mars, le pouls s'est relevé ; il est à 120 ; la malade est agitée ; elle éprouve une soif vive. La langue est nette ; les muqueuses comme la peau sont entièrement décolorées. Les lochies sont séreuses ; tout écoulement sanguin a cessé. Les boutons de variole commencent à suppurer à la face ; sur tout le reste du corps, ils sont blancs et affaissés. (Potage à la semoule, bouillon de bœuf ; 12 gouttes de perchlorure de fer ; tisane d'uva ursi ; vin d'Espagne).

Le 15 et le 16, l'état de la malade est stationnaire ; toutes les pustules sont en suppuration ; les mains sont notablement gonflées, les yeux sont fermés par la sécrétion purulente, les narines bouchées. La malade conserve de l'appétit, sa langue est nette, ses facultés intellectuelles sont intactes.

17 mars : même état ; sécrétion abondante des pustules de la tête

et de la face ; langue nette, appétit ; pas d'autre malaise que celui qui résulte des pressions et des frottements du lit sur les boutons ; évacuation alvine dans le courant de la matinée ; lochies séreuses abondantes ; ventre souple et indolore.

19 mars : depuis la veille, l'état de la malade s'est beaucoup aggravé ; elle se plaint de la gorge, la respiration est courte et gênée ; la déglutition est douloureuse ; le pouls est monté à 150 pulsations par minute ; les pustules de la tête suppurent abondamment ; le gonflement des mains a cessé ; la peau est entièrement décolorée. L'intégrité des facultés intellectuelles se conserve ; il n'y a ni agitation, ni somnolence. (Lait bouilli et sucré, potion avec le sirop de quinquina, bouillon). La malade s'éteint sans agonie à deux heures de l'après-midi, treize jours après le début de l'éruption.

Cette jeune femme, atteinte d'une variole des plus confluentes au moment des couches, aurait succombé probablement, alors même qu'une hémorrhagie profuse ne fût pas venue épuiser ses forces six jours après l'accouchement. On comprend difficilement que, dans l'état puerpéral, elle eût pu résister au travail de suppuration des innombrables pustules qui couvraient sa peau, aux abcès et aux autres complications si fréquentes dans les varioles graves. Je n'en regrette pas moins de n'avoir pas exploré l'intérieur de l'utérus dès le troisième jour, dès que j'eus remarqué que l'écoulement sanguin dépassait la quantité normale. Ici, il faut en convenir, je me suis trop préoccupé de l'état général, et j'ai attribué à une sorte de dissolution du sang produite par la variole, et à l'atonie utérine une hémorrhagie entretenue sans doute par la présence du sang coagulé dans l'intérieur de la matrice.

Bien des raisons, il est vrai, autorisaient la temporisation : la perte de sang était peu abondante ; elle n'avait pas d'odeur fétide et, avant le sixième jour, elle ne paraissait avoir aucune influence fâcheuse, ni sur l'état des forces, ni sur la marche de la variole. Personne n'eût songé, dans ces conditions, à explorer le fond de l'utérus, alors surtout que l'on ne sentait aucun caillot à l'orifice interne. C'était-là, cependant, ce que l'on eût dû faire.. La cessation complète de l'hémorrhagie après l'extraction du caillot, l'absence de toute douleur abdominale, la prolongation de la vie de la malade pendant les six jours suivants ont prouvé, même dans ce cas malheureux, l'opportunité et l'efficacité de la pratique que je recommande.

OBSERVATION V.

Hémorrhagie survenant le huitième jour après l'accouchement, l'utérus étant imparfaitement rétracté ; injections vaginales et emploi de l'ergot de seigle ; suppression de l'hémorrhagie ; nouvelle perte de sang le dixième jour ; introduction de la main et extraction des caillots contenus dans l'utérus ; cessation définitive de l'écoulement sanguin.

Une jeune femme, Louise Vincendon, âgée de 23 ans, d'une constitution moyenne, ayant eu, il y a trois ans, une bonne couche, entre à l'Hôtel-Dieu de Lyon, à la fin de juillet 1860 ; l'accouchement fut naturel, et pendant une semaine, les suites de couches parurent régulières. Le huitième jour, sans cause occasionnelle appréciable, la malade fut prise d'une métrorrhagie abondante contre laquelle les sœurs de la salle employèrent des injections vaginales tièdes et 40 grammes de sirop d'ergotine.

Le lendemain matin, 9 août, l'hémorrhagie paraissait arrêtée ; la malade était pâle ; il n'y avait ni céphalalgie, ni syncopes ; le pouls était à 110 pulsations par minute. L'utérus était incliné du côté gauche ; il était mou, un peu plus volumineux que dans les conditions normales. Je prescrivis un gramme d'ergot de seigle à prendre en quatre doses, et vingt gouttes de perchlorure de fer dans 250 grammes d'eau sucrée. Je recommandai, en outre, expressément à la sœur hospitalière chargée du service des accouchements, d'introduire la main et d'explorer l'intérieur de l'utérus si l'hémorrhagie revenait, et d'extraire de la cavité de la matrice le sang coagulé qui pourrait y être retenu. Je n'avais pas fait moi-même cette exploration, parce que la perte de sang ayant cessé, la malade demandait avec instance que l'on différât une opération dont elle ne comprenait pas l'utilité. Pendant la nuit, l'hémorrhagie s'étant reproduite, la sœur introduisit sa main dans le vagin et, faisant pénétrer le doigt indicateur dans l'utérus, détacha de la cavité de cet organe un caillot sanguin et fibrineux du volume d'une amande. Après cette extraction, des injections d'eau tiède furent pratiquées dans le vagin, de façon à nettoyer complètement les organes génitaux.

La perte de sang fut arrêtée et l'écoulement lochial devint séro-muqueux. Le lendemain on sentait, à travers les parois abdominales, l'utérus dur et bien rétracté. Le pouls était à 120 ; la malade se plaignait d'un peu de céphalalgie. (Prescription semblable à celle de la veille et, de plus, décoction légère de quinquina ; bouillon, potages).

L'usage de l'ergot de seigle fut supprimé dès le lendemain, et l'emploi du perchlorure de fer après trois jours. Sous l'influence d'une alimentation rendue progressivement tonique, les forces ne tardèrent pas à se rétablir. La malade quitta la salle, le 17 août, dans un état de convalescence qui ne laissait aucun doute sur le rétablissement prochain et complet de la santé.

Observation VIᵉ.

*Hémorrhagie survenant six jours après l'accouchement ; utérus im-
parfaitement rétracté ; emploi de l'ergot de seigle et du perchlorure de fer ; seconde hémorrhagie le dixième jour ; extraction
du sang coagulé contenu dans l'utérus ; lochies sanguinolentes et
fétides ; nouvelle introduction de la main et extraction de caillots
ayant une odeur putride ; cessation de la perte de sang ; rétablissement prompt.*

Louise Ribaud accouche à l'Hôtel-Dieu de Lyon, le 1ᵉʳ février
1861 ; elle est déjà mère de deux enfants ; l'accouchement est naturel et la délivrance facile. Pendant les cinq premiers jours, les
suites de couches sont des plus simples. Le sixième jour, survient
un frisson prolongé suivi d'une chaleur vive et de sueurs ; l'abdomen est douloureux ; l'utérus paraît avoir un volume égal encore
à celui des deux poings. Les lochies sont séro-sanguinolentes ; il
n'y a pas eu de selles depuis l'accouchement. (30 grammes d'huile
de ricin à prendre en trois doses, à un quart d'heure d'intervalle ;
frictions avec l'onguent hydrargyrique belladoné ; extrait de jusquiame, 20 centigrammes dans une potion).

L'effet laxatif se produit douze heures après l'ingestion de l'huile
de ricin (7 février) ; une heure plus tard, une hémorrhagie d'intensité moyenne se manifeste ; le ventre est modérément ballonné,
non douloureux. (Poudre d'ergot de seigle 1,5 décigrammes en six
doses ; solution de perchlorure de fer, 15 gouttes dans 200 grammes
d'eau sucrée ; potion avec sirop de quinquina, 40 grammes ; injections vaginales tièdes).

La journée du 8 et celle du 9 se passent sans hémorrhagie ; mais,
pendant la nuit suivante, la perte de sang devient très-abondante.

Le lendemain , 10 février, la malade est pâle et très-affaiblie ; le pouls est petit, de 112 à 120 ; le ventre, est ballonné, peu douloureux ; l'hémorrhagie continue à un faible degré. L'introduction de la main fait reconnaître que le col est entr'ouvert et que sa cavité est remplie par un caillot en partie fibrineux. Le doigt indicateur pénètre assez facilement dans la cavité du corps de l'utérus ; quatre petits caillots noirâtres sans odeur fétide sont extraits successivement. (Ergot de seigle, 0,75 centigrammes ; solution de perchlorure de fer, 15 gouttes dans 200 grammes d'eau sucrée ; potion avec l'eau de cannelle et le sirop de quinquina ; injections vaginales tièdes). Un peu de réaction fébrile survient dans le courant de la journée.

Pas de perte de sang le 11. Les lochies sont séreuses, d'une couleur grise rosée ; le ventre est toujours ballonné et l'on ne sent pas distinctement le corps de l'utérus à travers les parois abdominales. (Prescription semblable à celle de la veille, moins les injections ; potage).

Pendant la nuit, retour de l'hémorrhagie ; le sang est pâle et d'une odeur désagréable. (Injections vaginales, potion avec 50 gr. de sirop de ratanhia).

Le 12 février, introduction de la main et extraction de caillots fétides du volume d'un petit œuf de poule contenus dans l'intérieur de l'utérus et engagés dans l'orifice interne ; injections tièdes dans le vagin et dans la matrice après cette extraction. (Sirop de citrate de fer, 50 grammes ; tisane d'uva ursi additionnée de sirop de quinquina ; vin d'Espagne, 40 grammes).

La nuit suivante est bonne, mais, le lendemain matin, la malade éprouve un frisson prolongé qui nous fait craindre de nouveaux accidents. Le pouls est faible, de 122 à 126 ; un bruit de souffle doux s'entend sur le trajet des carotides ; le ventre est ballonné, non douloureux. Le col de l'utérus est revenu sur lui-même ; le corps de cet organe, que l'on sent au-dessus du pubis du côté droit, est dur et bien rétracté ; les lochies ont une odeur fétide ; elles sont à peine colorées par le sang. (Prescription semblable à celle de la veille ; injections vaginales et lotions avec la décoction de camomille additionnée de liqueur de Labarraque). La journée se passe bien, il y a seulement un peu d'agitation et de chaleur fébrile.

15 février, l'état de la malade est notablement amélioré ; le pouls est descendu à 104 ; la chaleur fébrile a cessé. (On ajoute aux prescriptions précédentes un lavement huileux pour remédier à une constipation de huit jours ; la crainte de réveiller l'hémorrhagie avait fait différer jusque-là l'emploi de ce moyen).

A partir du 16, la malade put prendre des aliments solides ; le pouls, encore faible, était à 96 ; les lochies, de couleur grisâtre, avaient encore une odeur putride qui ne disparut que le dix-huitième jour.

Le 20 février, la convalescence commençait ; le pouls était descendu à 82 ; le bruit de souffle de la région carotidienne persistait. La malade quitta l'Hôtel-Dieu le 26 ; elle était encore pâle, mais n'éprouvait aucune souffrance ; elle avait continué jusqu'au dernier jour l'usage du sirop de citrate de fer à la dose de 40 grammes par jour ; elle prenait en outre une potion avec l'eau de cannelle et le sirop de quinquina. Le vin d'Espagne avait été remplacé, depuis le 16 février, par le vin vieux du Beaujolais qui tient lieu de vin de Bordeaux dans la pharmacie de l'Hôtel-Dieu.

Le trait caractéristique de cette observation est la nécessité qu'il y a eu d'introduire deux fois, à deux jours d'intervalle, la main dans les organes génitaux pour faire l'extraction du sang coagulé. Cela a tenu peut-être à ce que, la première fois, je n'avais pas enlevé complètement tous les caillots, ou bien à ce que le séjour du doigt indicateur dans la cavité de l'utérus n'avait pas été assez prolongé et n'avait pas provoqué une rétraction suffisante des parois utérines. La deuxième opération plus prolongée et suivie d'une injection tiède faite dans le vagin et dans l'utérus même, a mis un terme à l'hémorrhagie. J'appellerai aussi l'attention sur les accès fébriles et sur le ballonnement du ventre qui semblaient être d'abord les symptômes d'une inflammation commençante et qui n'étaient, en réalité, que des phénomènes liés à la présence du sang coagulé dans l'utérus et à l'altération putride de ce liquide.

Ces symptômes s'étaient manifestés à un haut degré dans la dernière observation que je vais rapporter, et c'est leur coïncidence avec des lochies fétides qui m'avait déterminé, dans ce cas, à explorer l'intérieur de l'utérus.

Observation VII.

Accouchement naturel ; douleurs abdominales et état fébrile survenant le troisième jour ; lochies sanguinolentes et fétides ; le cinquième jour, extraction de caillots altérés contenus dans l'utérus ; cessation des accidents ; persistance à un moindre degré de la fétidité des lochies jusqu'au quinzième jour après l'accouchement.

Une femme de 26 ans, de petite taille, d'un tempérament nerveux, régulièrement conformée, mais présentant un bassin généralement rétréci, accoucha, le 9 avril 1860, à huit mois et demi de grossesse, d'un enfant vivant peu volumineux. Le travail avait duré huit heures, la délivrance avait été facile, la perte de sang modérée ;

l'utérus paraissait être convenablement rétracté. Cependant, à raison de la vivacité des douleurs et de la durée prolongée des contractions utérines, à raison de la constitution délicate de la malade et de sa disposition chlorotique, je fis prendre, en deux doses, 75 centigrammes d'ergot de seigle pour me mettre en garde contre la production d'une hémorrhagie par inertie utérine.

Les deux premières journées ne présentèrent rien de particulier ; la malade était sans fièvre et n'éprouvait aucun malaise ; les lochies, peu abondantes, étaient sanguinolentes. Le troisième jour : grande faiblesse ; sueurs excessives pendant le sommeil ; pouls à 92 ; hypogastre un peu douloureux ; utérus faisant saillie de trois travers de doigt au-dessus du pubis ; lochies fétides et brunes. Frissons pendant la nuit du troisième au quatrième jour, sueurs abondantes ; faiblesse plus grande ; dégoût pour le bouillon et pour les potages légers qui étaient pris avec plaisir les jours précédents ; fétidité des lochies ; utérus sensible à la pression, un peu plus volumineux que la veille ; ténesme ; pas de selles depuis l'accouchement ; pouls petit, à 96 ; pas de gonflement des seins. La malade est triste et inquiète.

La partie inférieure de l'intestin ayant été vidée par un lavement huileux, je pratiquai le toucher vaginal et reconnus que l'orifice externe du col utérin était largement ouvert. L'extrémité du doigt sentait, au fond de l'infundibulum formé par la cavité du col, un corps mou, élastique, friable, qu'il était facile de reconnaître pour un caillot.

Désireux cependant d'éviter à la malade, très-nerveuse et très-impressionnable, l'introduction toujours un peu douloureuse de la main, je prescrivis 1,2 décigrammes d'ergot de seigle à prendre par doses fractionnées. J'espérais réveiller par ce moyen des contractions utérines qui provoqueraient l'expulsion du caillot. Après douze heures, aucun changement favorable ne s'étant opéré, la malade souffrant de plus en plus du bas-ventre, et la perte de sang devenant plus abondante , je me décidai à faire avec la main l'extraction du sang coagulé contenu dans l'utérus. Cinq jours s'étaient écoulés depuis l'accouchement.

La malade ayant vidé sa vessie, j'introduisis dans le vagin les quatre derniers doigts de la main droite. Pressant alors avec la main gauche sur l'hypogastre, j'abaissai et fixai l'utérus, tandis qu'avec l'indicateur de la main droite je dilatai l'orifice interne et pénétrai dans la cavité utérine, d'où je détachai un caillot de la grosseur d'une amande. Les plaintes de la malade ne me permettant pas de prolonger le séjour de la main dans le vagin longtemps sans interruption, je dus réitérer deux fois encore la manœuvre pour extraire de l'utérus des fragments de caillots dont l'ensemble avait le volume d'une noix. Ils étaient formés par du sang noir exhalant une odeur fétide. (Injections vaginales avec la décoction tiède de camomille ; sirop diacode et sirop de quinquina dans une potion).

Les symptômes de résorption putride et d'inflammation du bas-ventre s'amendèrent à partir du lendemain ; mais, pendant une dizaine de jours encore, les lochies gardèrent une odeur fétide. Il se faisait, à certains moments, particulièrement pendant la nuit et à des intervalles de dix-huit à trente heures , de véritables débâcles durant lesquelles les garnitures du lit étaient mouillées par un liquide gris-rougeâtre d'une grande fétidité. Ces débâcles étaient précédées d'une sensation de malaise dans le bas-ventre, de borborygmes, d'agitation et d'insomnie. Je m'expliquai ces évacuations intermittentes par la disposition que présentait l'orifice interne du col à se resserrer , disposition qui avait été la cause première de la rétention du sang coagulé dans l'utérus, et que j'avais constatée par le toucher au moment de l'extraction. Craignant que les injections vaginales ne contribuassent à provoquer cette sorte de resserrement spasmodique de l'orifice interne, je les fis suspendre et l'on se borna à faire des lotions dans l'intérieur du vagin et à l'extérieur avec l'infusion de camomille additionnée de vin aromatique et de liqueur de Labarraque.

Dès le second jour, le volume de l'utérus avait diminué ; on sentait à peine cet organe au-dessus du pubis ; le col était revenu sur lui-même ; sa cavité était notablement diminuée. Le pouls était descendu à 84. (Lotions aromatiques ; cataplasmes arrosés avec la teinture de quinquina et l'alcool camphré ; sirop de quinquina, deux cuillerées par jour ; potages,— viande de poulet).

Le quinzième jour, la matrice avait repris son volume normal ; le bas-ventre n'était le siége d'aucune douleur ; la perte était séro-muqueuse et sans odeur ; le pouls à 80. La malade se plaignait seulement de se sentir faible. Les seins, peu développés, n'avaient pas été le siége de la moindre fluxion laiteuse.

La malade commença à se lever le vingtième jour après l'accouchement ; elle était complètement rétablie à la fin de la cinquième semaine. Pendant les quinze derniers jours, le sirop de quinquina avait été remplacé par le sirop au citrate de fer, à raison de la sensation de faiblesse accusée par la malade et de sa disposition chlorotique.

Dans les observations précédentes, l'exploration de l'intérieur de l'utérus avait été motivée par une hémorrhagie plus ou moins grave, mais toujours assez abondante ou assez continue pour être une complication sérieuse. Ici, ce sont les symptômes généraux qui m'ont déterminé à intervenir. La douleur croissante de la région hypogastrique, le ballonnement du ventre, la fièvre, les sueurs profuses, coïncidant avec des lochies sanguinolentes et fétides, me firent soupçonner qu'il y avait dans l'utérus du sang coagulé subissant un commencement d'altération putride. Les phénomènes que j'observais annonçaient à la fois l'imminence d'une inflammation des organes du bas-ventre et l'invasion d'une fièvre de résorption. Le diagnostic étant confirmé par le toucher et l'ergot de seigle ayant été inefficace, je ne pouvais pas rester inactif en présence de l'aggravation des symptômes. J'avais à choisir entre les injections utérines et l'extraction immédiate des caillots pratiquée avec la main. La manœuvre nécessaire pour faire les injections eut été à beaucoup d'égards aussi pénible que l'introduction de la main, et il est bien douteux que le jet du liquide eût pu diviser et expulser le sang coagulé qui présentait une cohésion assez forte. L'innocuité de ce moyen n'aurait pas été, dans tous les cas, plus grande que celle de l'extraction telle que je l'ai pratiquée. La fétidité des lochies n'a pas disparu complètement, il est vrai, après l'opération ; mais tous les symptômes graves se sont amendés, et il a suffi de soutenir les forces par l'emploi du quinquina et du citrate de fer, de pratiquer des lotions aromatiques et chlorurées, et d'entourer la malade des soins d'une bonne hygiène, pour obtenir, au bout d'un mois, une guérison complète. J'ai la conviction que si la plus grande partie du sang coagulé et altéré que contenait l'utérus n'avait pas été enlevée, le cinquième jour après la couche, des accidents sérieux se seraient développés : ou bien, une hémorrhagie abondante serait venue effrayer et affaiblir la malade ; ou bien les symptômes de résorption putride et d'inflammation se seraient accrus de façon à constituer une fièvre puerpérale du plus mauvais caractère. L'extraction des caillots n'a pas été utile seulement en enlevant les matières soumises à la résorption ; mais, en provoquant le resserrement des parois utérines, elle a diminué aussi l'étendue et la perméabilité de la surface absorbante.

CONSIDÉRATIONS PRATIQUES SUR LA RÉTENTION DES CAILLOTS SANGUINS DANS L'UTÉRUS PLUSIEURS JOURS APRÈS L'ACCOUCHEMENT.

Sans aborder le sujet de l'hémorrhagie secondaire d'une manière générale, j'examinerai, à l'occasion des faits que je viens de rapporter, quelques-unes des questions pratiques qui se rattachent à l'étude des pertes de sang causées par la rétention des caillots dans l'utérus. Et, d'abord, à quel signe reconnaître que l'écoulement lochial cesse d'être normal pour devenir une hémorrhagie qu'il importe de faire cesser ? La quantité de sang perdu ne peut pas servir ici de moyen absolu d'appréciation. La vigueur de la constitution, l'âge de la malade, ses antécédents relatifs à l'abondance habituelle des menstrues sont autant de points qu'il importe d'examiner, et dont il faut tenir compte. Mais, ce qui doit surtout servir de règle, ce sont les symptômes généraux qui se manifestent à l'occasion des pertes de sang. Si le pouls s'accélère, si la face est pâle, s'il y a de la céphalalgie, et de la disposition aux défaillances, si l'auscultation fait percevoir un bruit de souffle sur le trajet des carotides, nul doute que l'écoulement sanguin n'ait dépassé les limites physiologiques et qu'il ne soit opportun d'intervenir. Je ne parle pas ici des hémorrhagies secondaires dont l'abondance ne laisse aucune hésitation sur l'urgence des secours ; mais de ces cas où une hémorrhagie modérée dure depuis un certain nombre de jours.

Lorsque l'intervention du médecin aura paru nécessaire, le premier soin sera d'explorer l'utérus. Cette exploration ne devra pas se borner à la constatation du volume de l'organe par la palpation exercée à travers les parois abdominales ; il faut, quel que soit le résultat de ce premier examen, pratiquer le toucher par le vagin. Si la cavité du col est largement ouverte cinq ou six jours après l'accouchement, on devra soupçonner l'existence de caillots dans l'intérieur de l'utérus, alors même que l'on n'en rencontrerait pas dans l'orifice interne. Si cette dilatation de la cavité du col coïncide avec une certaine mollesse du corps de l'utérus et avec un volume de cet organe plus grand qu'à l'état normal, ces soupçons deviendront presque une certitude. Faut-il alors, en présence de l'hémorrhagie, se borner à l'application du froid, aux frictions sur l'abdomen, à la compression médiate de l'utérus, à la compression de l'aorte ? Faut-il se contenter de prescrire l'ergot de seigle et des astringents hémostatiques ? D'après ce que j'ai vu, je ne crains pas d'affirmer qu'un semblable traitement ne pourrait être efficace que dans les cas d'inertie utérine sans rétention du sang coagulé. — Restent le tamponnement, l'introduction de la main et les injections utérines.

Le tamponnement aurait certainement plus d'opportunité dans ces cas qu'immédiatement après la délivrance, parce que l'utérus est toujours plus ou moins rétracté après les premiers jours, et qu'il se laisserait difficilement dilater par une perte interne ; mais le tamponnement ne peut pas être pratiqué sans délai, il est douloureux, il gêne les fonctions de la vessie et du rectum. Mme Lachapelle (1), qui ne l'admet que comme ressource extrême, l'accuse avec raison de prédisposer à l'inflammation des organes du bas-ventre. — Même pour l'expulsion des caillots mous, le tamponnement serait un moyen douteux de provoquer des contractions utérines efficaces et, si le sang coagulé dans la matrice était déjà altéré, il favoriserait la résorption putride. Pour les caillots fibrineux et adhérents, ce ne serait à coup sûr qu'un palliatif. Ici, une action directe est tout-à-fait nécessaire, et la main seule est ce qu'il y a de mieux pour l'exercer. Il n'est besoin ni de spéculum, ni de pinces à polypes ou à faux germes, ni de curette. Quelques-uns de ces instruments sont utiles, sans doute, lorsque le vagin est très-étroit et qu'il faut faire l'extraction de caillots fibrineux engagés dans le col utérin à la suite d'un avortement survenu dans les premiers mois de la grossesse ; mais, dans les autres cas, ils ne peuvent remplacer l'action de la main si peu effrayante pour les malades, si extemporanée, si facile à diriger et à modérer.

L'introduction de la main dans les organes génitaux et

____

(1) Madame Lachapelle et Dugès, t. II, p. 344, *Pratique des accouchements.*

l'extraction par ce moyen des caillots contenus dans l'utérus, n'est pas d'ailleurs une pratique nouvelle. Depuis Deleurye, cité par M. Velpeau (1), c'est suivre un précepte classique que de l'employer dans les hémorrhagies qui surviennent après la délivrance. Si elle n'est pas recommandée avec la même insistance contre les pertes de sang qui se déclarent après les premiers jours, c'est que l'on suppose que l'utérus ne peut pas alors être dilaté et que l'introduction de la main est très-difficile. On sait cependant, suivant le témoignage de Mme Lachapelle (2), que l'utérus peut se laisser distendre au treizième et au quinzième jour, et on lit dans les traités d'accouchements (3), que des caillots sanguins, des fragments de placenta ou des membranes, ont pu être extraits après huit ou dix jours.

Avant d'avoir tenté l'introduction de la main dans le vagin chez les femmes qui ont accouché depuis quelques jours, on se fait une idée exagérée des difficultés de cette manœuvre et de la douleur qu'elle occasionne. Il suffit souvent d'introduire les quatre derniers doigts; on replie alors les trois derniers et l'indicateur pénètre lentement dans la cavité utérine, tandis que la main gauche, appuyée sur la région hypogastrique, déprime les parois abdominales et abaisse la matrice. L'introduction des doigts et de

(1) Velpeau, *Traité complet de l'art des accouchements*, 2e édition, 1835, t. II, p. 542.

(2) Madame Lachapelle, t. II, p. 400.

(3) Jacquemier, t. II, p. 527 ; Cazeaux, 940.

la main doit se faire d'une manière lente et successive. On est étonné, après les premiers essais, de la tolérance des organes génitaux. Le doigt indicateur suffit pour explorer l'intérieur de l'utérus et pour en extraire les corps étrangers ; dans un seul cas (observation II), je dus introduire aussi le médius dans la cavité du col et saisir entre ces deux doigts le polype fibrineux.

Il n'y a pas à craindre de prolonger trop longtemps le séjour de la main ni d'exercer des frottements sur la surface interne de l'utérus. Cette insistance est sans danger et peut être parfois nécessaire. « Dans les hémorrhagies « par inertie utérine, lorsqu'un caillot se forme, il faut, « dit Mme Boivin (1), introduire la main et l'y laisser pendant quelque temps. » Burns n'est pas moins explicite (2) et recommande d'exercer des mouvements doux avec la main introduite dans la matrice afin d'exciter des contractions ; « car c'est une erreur, dit-il, de supposer que la « présence des caillots fermera l'orifice des vaisseaux ou « fera contracter l'utérus. » Mme Lachapelle (3), qui conseille également l'introduction de la main comme le meilleur moyen à employer contre l'hémorrhagie interne ou externe, signale aussi parmi ses effets les plus utiles la contraction et le resserrement de l'utérus.

Quand on pratique la manœuvre qui nous occupe, il importe de se rappeler que l'intérieur de l'utérus ne pré-

---

(1) Madame Boivin, p. 366, *Mémorial de l'art des accouchements.*
(2) Burns, *Principles of midwifery,* 544.
(3) Madame Lachapelle, t. II, 399.

sente pas partout une surface unie ; les points d'insertion du placenta offrent parfois des rugosités qui pourraient faire croire d'abord à la présence d'un corps étranger ; mais on reconnaît au toucher qu'elles sont tout-à-fait adhérentes. Après l'extraction des caillots, des injections vaginales avec de l'eau tiède, ou mieux avec l'infusion de camomille, seront utiles toutes les fois que les lochies auront été fétides et que les caillots auront subi un commencement d'altération putride.

Cette pratique des injections vaginales est traditionnelle à l'Hôtel-Dieu de Lyon. Lorsqu'une hémorrhagie, survenue après la délivrance, a nécessité l'introduction de la main pour l'extraction du sang coagulé contenu dans l'utérus, les sœurs hospitalières qui pratiquent les accouchements, ne manquent pas de faire quatre ou cinq injections d'eau tiède jusqu'à ce que le liquide revienne à peine coloré par le sang. Le resserrement de l'utérus paraît être favorisé par la stimulation que produit le jet du liquide ; les avantages de cette pratique, sous le rapport de l'évacuation complète du sang épanché, n'ont pas besoin d'être signalés.

Les injections, poussées jusque dans l'utérus, furent d'un grand secours dans l'observation IVe après la seconde extraction des caillots et firent cesser d'une manière très-notable la fétidité des lochies.

Ces injections intrà-utérines pourraient être proposées comme un moyen à employer seul pour combattre l'inertie secondaire et la rétention du sang coagulé dans l'utérus. Je doute que ce moyen puisse être efficace. Dans tous les cas que j'ai observés, les caillots étaient trop consistants ou trop adhérents pour qu'un jet de liquide eût pu les dissocier et les détacher. Dans un cas cité par Mme Lachapelle (1), des injections froides parurent avoir les résultats les plus fâcheux. Une femme, prise d'hémorrhagie le huitième jour des couches, fut traitée par l'application externe du froid et par des injections froides ; elle tomba dans un collapsus qui fut promptement mortel.

Des lochies sanguinolentes et fétides doivent éveiller la sollicitude du médecin et ne réclament pas seulement des soins assidus de propreté. Elles me déterminèrent dans un cas (observation VIIe) à explorer l'intérieur de l'utérus, bien que nulle hémorrhagie abondante ne nécessitât cette manœuvre. Je crois, en effet, que l'on éviterait souvent des métro-péritonites et des fièvres puerpérales graves, si l'on n'hésitait pas à vider l'utérus du sang coagulé qu'il contient, toutes les fois que la fétidité des lochies, la persistance de l'écoulement sanguin et l'apparition des symptômes fébriles font soupçonner la rétention de caillots altérés dans l'utérus.

Un des effets les plus remarquables de l'extraction des caillots lorsqu'elle a été pratiquée après le sixième jour des couches, a été la cessation soudaine et complète de l'hémorrhagie après l'opération. Rien ne prouve mieux que la seule cause de la perte de sang était la présence du corps étranger, et que cette cause suffisait à entretenir le *molimen hemorrhagicum*, alors même que les parois

____

(1) Madame Lachapelle, t. II, p. 473.

utérines n'étaient plus gorgées de sang comme elles le sont dans les premiers jours qui suivent l'accouchement.

Il n'est pas douteux, cependant, que dans la plupart des cas un traitement consécutif sera utile, soit pour se mettre en garde contre le retour de l'inertie utérine, soit pour relever les forces et reconstituer le sang. L'ergot de seigle, le quinquina, le fer et les autres moyens toniques ou hémostatiques seront alors employés dans la mesure des indications particulières, et en tenant compte des réactions inflammatoires qui pourront en restreindre l'emploi.

L'inertie de l'utérus, après la délivrance, est la cause principale du dépôt et de la rétention du sang coagulé dans l'utérus. Mme Lachapelle n'a pas manqué de noter que les hémorrhagies secondaires survenaient ordinairement chez des femmes qui avaient eu déjà des pertes de sang après l'accouchement. Il est inutile de rappeler ici quelles sont les causes de l'inertie utérine et quel est l'ensemble des moyens propres à la prévenir ou à la faire cesser ; ce serait aborder de nouveau la question des hémorrhagies ; j'insisterai seulement sur l'opportunité d'exercer après l'accouchement des frictions répétées sur la région hypogastrique, de façon à provoquer des contractions énergiques de l'utérus. Ces contractions, que la main peut percevoir facilement à travers les parois abdominales, peuvent être provoquées utilement, le lendemain et le surlendemain même des couches, si l'on sent que l'utérus soit mou et plus volumineux qu'il ne doit être et si la région hypogastrique n'est pas douloureuse. Je recommanderai aussi, avec la même insistance, le soin d'enlever, quelques heures après l'accouchement, le sang coagulé qui pourra être retenu dans le vagin ou dans la cavité du col ; l'introduction d'un ou de deux doigts suffira pour cette manœuvre.

Faut-il, comme le conseille M. Mattei, dans un mémoire récent sur les suites de couches (1), prescrire, même dans les accouchements les plus naturels, quelques décigrammes d'ergot de seigle après la délivrance ? J'ai eu, pendant plusieurs années, l'habitude de cette pratique qui m'avait été suggérée par le désir de favoriser le resserrement de l'utérus après l'accouchement et de prévenir les hémorrhagies par inertie. J'y ai renoncé depuis plus d'un an, parce que je doute qu'elle soit d'une utilité absolue. L'emploi de l'ergot de seigle, après la délivrance, n'a pas empêché la rétention du sang coagulé chez la malade qui fait l'objet de l'observation VIIe ; et, dans l'observation IIe, une forte dose d'ergotine n'a pas prévenu la formation d'un polype fibrineux dans l'utérus. Je me suis demandé, à propos du premier de ces faits, si l'ergot de seigle n'avait pas provoqué des contractions locales bornées au segment inférieur de l'utérus et à l'orifice interne, et s'il n'avait pas favorisé ainsi la rétention du sang coagulé dans la cavité utérine incomplètement rétractée. Laissons donc l'ergot de seigle pour les cas où son application est formellement

(1) *Revue médicale*, décembre 1860.

indiquée, et bornons-nous, dans les accouchements naturels, aux soins que je viens de rappeler.

La rétention du sang coagulé dans l'utérus peut reconnaître d'autres causes que l'inertie utérine. Je viens de parler de l'occlusion de l'orifice interne sous l'influence de l'ergot de seigle : le même état de resserrement ne peut-il pas se produire spontanément et, empêchant l'écoulement continu du sang, ne peut-il pas devenir la cause de la coagulation et de l'arrêt de ce liquide dans la cavité utérine ? On conçoit aussi qu'un état inflammatoire du sang, qu'une disposition particulière de la surface utérine au niveau de l'insertion placentaire, puissent favoriser le dépôt et l'adhérence des caillots fibrineux. L'influence de ces causes ne saurait être niée ; mais elle n'a pas été étudiée jusqu'ici d'une manière particulière, et ce que l'on en pourrait dire relativement à la prophylaxie des hémorrhagies secondaires serait purement théorique.

Je rappellerai que dans deux de nos observations (nº 4 et nº 6), c'est après l'emploi d'un laxatif que l'hémorrhagie s'est déclarée avec intensité et que l'urgence des secours est devenue évidente. Ce serait une erreur de croire qu'il y a eu là autre chose que l'impulsion donnée à la manifestation d'un état morbide antérieur, et de penser que les laxatifs, lavement ou purgation, ont pu être la seule cause de la rétention du sang coagulé et de l'hémorrhagie. Depuis plus d'une année, je prescris habituellement l'huile de ricin aux femmes en couches du service de l'Hôtel-Dieu, dès qu'elles souffrent de la constipation, et je n'ai jamais vu que cela ait donné lieu à une perte de sang notable,

même dans les premiers jours qui suivent l'accouchement.

Pour ne rien omettre, je dois noter aussi qu'aucune de
nos malades n'avait allaité son enfant. Cette circonstance
paraît, *à priori*, de peu d'importance, car les conditions
générales et locales, sous l'influence desquelles se forment
les caillots, existent dans la première journée qui suit
l'accouchement, c'est-à-dire à une époque où toutes les
femmes sont dans le même état physiologique. Cependant,
comme il peut y avoir des doutes sur le moment où le
dépôt des caillots a lieu et que, dans quelques circonstances,
une inertie secondaire a pu se produire (1), il importe de
tenir compte du défaut d'allaitement si général parmi les
femmes de la ville, et d'attendre qu'un plus grand nombre
de faits permette de décider s'il y a eu, dans nos observations, coïncidence fortuite; ou bien, si l'absence d'allaitement n'est pas une cause réelle d'un état inflammatoire
et d'une congestion utérine qui peuvent donner lieu aux
accidents qui nous occupent.

Revenant à l'objet principal de ce travail, je terminerai
en insistant sur le conseil d'explorer l'intérieur de l'utérus
dans les cas d'hémorrhagie secondaire ou de lochies sanguinolentes et putrides. Je répéterai, à ce propos, ce que
Burns disait de l'hémorrhagie qui survient après la délivrance : « *No remedy can be at all depended on without*

______

(1) Cazeaux, p. 938.

« *the use of the hand and the removal of coagula* : Il
« n'y a pas de remède sur lequel on puisse compter
« sans l'emploi de la main et sans l'extraction des
« caillots. »